BEI GRIN MACHT SICH IHR WISSEN BEZAHLT

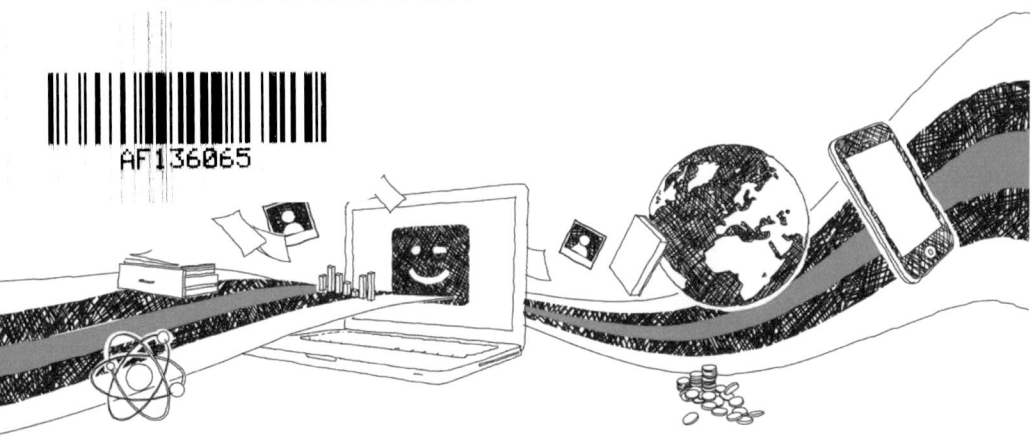

- Wir veröffentlichen Ihre Hausarbeit,
  Bachelor- und Masterarbeit

- Ihr eigenes eBook und Buch -
  weltweit in allen wichtigen Shops

- Verdienen Sie an jedem Verkauf

Jetzt bei www.GRIN.com hochladen
und kostenlos publizieren

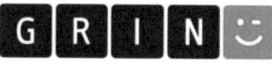

Behandlung von chronisch kranken Menschen

Karina Luginger

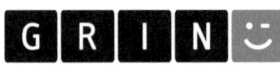

Bibliografische Information der Deutschen Nationalbibliothek:

Die Deutsche Nationalbibliothek verzeichnet diese Publikation in der Deutschen Nationalbibliografie; detaillierte bibliografische Daten sind im Internet über http://dnb.d-nb.de abrufbar.

ISBN: 9783346638380
Dieses Buch ist auch als E-Book erhältlich.

Druck und Bindung: Books on Demand GmbH, Norderstedt Germany
Gedruckt auf säurefreiem Papier aus verantwortungsvollen Quellen

Das vorliegende Werk wurde sorgfältig erarbeitet. Dennoch übernehmen Autoren und Verlag für die Richtigkeit von Angaben, Hinweisen, Links und Ratschlägen sowie eventuelle Druckfehler keine Haftung.

Das Buch bei GRIN: https://www.grin.com/document/1194360

Hausarbeit

im
4. Semester des Masterstudiengangs
„Advanced Nursing Practice in chronic care"

Leben mit einer chronischen Erkrankung

vorgelegt von
Karina Luginger, B.A.

Inhalt

Einleitung

Weltweit haben chronische Krankheiten in den letzten Jahrzehnten zugenommen. Dies ist zum einen auf den demographischen Wandel, zum anderen auf die Fortschritte in der Medizin zurückzuführen (WHO, 2016). Zugleich ist ein kontinuierlicher Zuwachs an Lebensjahren zu verzeichnen, so dass chronische Erkrankungen heute deutlich längere Verlaufsdauern aufweisen (Schaeffer, 2017). Information, Empowerment, Prävention und die Förderung der Gesundheits- und Selbstmanagementkompetenz, sind daher wichtige Schlüsselkompetenzen für eine erfolgreiche Versorgung von chronisch Kranken geworden (de Geest et al., 2008). Diese Veränderungen zeigen auch Einfluss auf die Bandbreite an Erkrankungen und die Zunahme der pflegerischen Herausforderungen in der palliativen Versorgung. Während in den 1980er Jahren noch Krebserkrankungen im Fokus der Hospiz- und Palliativpflege standen, existiert mittlerweile ein wesentlich breiteres Krankheitsspektrum (Pleschberger, 2007). Zu nennen sind dabei u.a. die Zunahme an neurologischen Erkrankungen wie etwa der Amyolateralsklerose (ALS), aber auch die Zahl der palliativ betreuten Herz- Kreislauferkrankungen (z.b. der chronisch obstruktiven Lungen Erkrankungen (COPD)) steigt. Durch diese Veränderungen beschränkt sich die Palliativversorgung schon lange nicht mehr nur auf die letzten Lebenstagen, sondern beginnt im Rahmen von „Early Integration" Konzepten bereits mit der Diagnosestellung (vgl. u.a. Ewers, 2006). Im Rahmen dieser Hausarbeit zum Themenbereich „Chronischer Erkrankungen", soll am Beispiel onkologischer PatientInnen (speziell Lungen Karzinom Erkrankte) aufgezeigt werden, welches Konzept für eine Versorgung greift und wie dies in der direkten Pflege umgesetzt werden kann. Zudem werden exemplarisch zwei Studien vorgestellt. Die eine beschäftigt sich mit den psychosozialen Belastungsfaktoren von onkologischen PatientInnen und die andere mit den Bedürfnissen von Angehörigen palliativer PatientInnen. An Hand u.a. dieser Erkenntnisse wird dargestellt, welche Aufgaben Pflegepersonen, vor allem in Bezug auf das Thema der Lebensqualität, in der Versorgung von onkologischen PatientInnen erfüllen. Zum Schluss wird beschrieben, warum Advanced Nursing Practitioners auf Masterniveau in die Palliativpflege, gerade im Bereich der spezialisierten ambulanten Palliativversorgung (SAPV), involviert werden müssen.

Doch zunächst soll im folgenden Kapitel auf die epidemiologischen und krankheitsspezifischen Aspekte onkologischer PatientInnen eingegangen werden.

1. Onkologische PatientInnen in der Palliativversorgung

Im Aktionsplan der WHO „Action Plan for the Prevention and Control of Noncommunicable Diseases in the WHO European Region" (2016), werden Krebserkrankungen als eine der Haupttodesursachen in der europäischen Union angeführt und sollen somit im Rahmen von Aktionsplänen in den Ländern durch verschiedene Maßnahmen in den nächsten Jahren reduziert werden (WHO, 2016). Im Jahr 2016 erkrankten in Europa etwa 21.500 Frauen und 36.000 Männer an bösartigen Tumoren der Lunge, 16.481 Frauen und 29.324 Männer verstarben an dieser Erkrankung (Zentrum für Krebsregisterdaten des Robert Koch Institutes (ZfKD), 2020). Dabei liegt das mittlere Erkrankungsalter für Tumorerkrankungen der Lunge um die 70 Jahre und betrifft mittlerweile ebenso viele Frauen wie auch Männer (ZfKD, 2020). Die nachfolgende Grafik zeigt dabei, dass der Großteil der an Krebs erkrankten Personen sich in der Phase der Erkrankung und somit im Leben mit der Erkrankung befinden. „*Absolut erkranken in Deutschland heute fast doppelt so viele Menschen an Krebs wie Anfang der 1970er Jahre. Die Zahl der krebsbedingten Sterbefälle ist demgegenüber nur geringfügig angestiegen*" (Barnes et al., 2016). Dies unterstützt die Aussage der WHO (2016), dass Krebserkrankungen zu den häufigsten chronischen Erkrankungen weltweit gehören.

Aus rechtlichen Gründen wurde die Abb. entfernt. (Anm. d. Red.)

Die Grafik zeigt auch, dass im Rahmen der Versorgung von Krebskranken, die Betreuung während der „Neuentdeckung" und die Phase „nach" der Krebserkrankung, im Verhältnis zur Phase während der Krankheit nur einen kleinen Teil einnehmen (Barnes et al., 2016). Wobei die 5 Jahres Überlebensrate je nach Zeitpunkt der Diagnose und Art des Karzinoms sehr stark variieren. Während Brustkrebserkrankungen oder Prostata Karzinome mittlerweile eine relativ gute Prognose aufweisen, zeigt das Lungen Karzinom weiterhin ein insgesamt schlechte Prognose (Barnes et al., 2016; ZfKD, 2020). Wobei man zwischen einem kleinzelligen bronchial Karzinom mit einer relativ geringen 5 Jahres Überlebensrate und einen nicht kleinzelligen bronchial Karzinom mit einer derweil guten 5 Jahres Überlebensrate differenzieren muss (ZfKD, 2020).

Positiv zu sehen ist, dass innerhalb der Forschung die Risikofaktoren von Tumorerkrankungen der Lunge überwiegend bekannt sind. Dazu gehört neben dem Rauchen, welches zum höchsten Risikofaktor gehört, ebenso die Umweltbelastungen (Feinstaub) und die Asbestexpositionen (Barnes et al., 2016). Im Rahmen von Präventionen, wie etwa der Änderung von Rauchgewohnheiten durch Verbote und zahlreichen Kampagnen, konnte man so die Erkrankungsrate weltweit reduzieren. Betrachtet man die Zahlen für Deutschland, so fallen einem regionale Unterschiede in den Blick.

„Die regionalen Unterschiede bei der Krebssterblichkeit auf Ebene der Bundesländer sind bei den Männern etwas stärker ausgeprägt als bei den Frauen. Für beide Geschlechter ist die Krebssterblichkeit im Süden Deutschlands am niedrigsten, während bei den Männern außerdem ein leichtes Ost-West-Gefälle zu verzeichnen ist" (Barnes et al., 2016, 24).

Innerhalb von Studien wird beschrieben, dass dieses Gefälle innerhalb Deutschlands zum einen mit dem sozialökonomischen Status zu tun hat, als auch mit der Bevölkerungsdichte. So liegen in Nordrhein-Westfalen (NRW), als einem Bundesland mit einer hohen Einwohnerzahl, die Erkrankungszahlen deutlich höher als in Bayern (Barnes et al., 2016; ZfKD, 2020). Weitere Faktoren, die für eine höhere Erkrankungsrate, vor allem an bösartigen Erkrankungen der Lunge, in NRW sprechen, sind die hohe Bevölkerungsdichte, vor allem in Ballungsgebieten wie dem Ruhrgebiet und eine zeitgleich durch den ehemaligen Bergbau starke Risikogruppe. Weiter sind die erhöhte Feinstaubbelastung und eine deutlich höhere Anzahl an sozial schwächeren Schichten im Ruhrgebiet zu verzeichnen (Barnes et al., 2016).

Im weltweiten Vergleich zeigt sich insgesamt eine Zunahme an Tumorerkrankungen, die Zahlen zu den bösartigen Neuerkrankungen der Lunge bleibt dabei in etwa gleich, variieren allerdings in der Verteilung von Männern und Frauen. So ist die Anzahl von rauchenden Frauen seit den 1950er Jahren stark gestiegen und somit auch die Erkrankungsrate in den letzten Jahren (Barnes et al., 2016; ZfKD, 2020). Ähnlich sieht es mit der Geschlechterspezifischen Verteilung in der Europäischen Union (EU) aus.

„Im Vergleich zu den übrigen EU-Staaten liegen die Erkrankungs- und Sterberaten für Deutschland bei den Männern im unteren Drittel, während die Werte bei den Frauen im Mittelfeld liegen. Innerhalb der EU bestehen erhebliche regionale Unterschiede: Die Sterberaten liegen bei den Männern in einigen osteuropäischen Ländern aktuell drei- bis viermal so hoch wie beispielsweise in Finnland oder Schweden. Bei den Frauen zeigen sich ähnlich deutliche Unterschiede, wenn auch mit unterschiedlichem geografischen Muster: hier weisen, mit Ausnahme von Ungarn, eher westeuropäische Länder wie Niederlande und Dänemark die höchsten Raten auf, während in Süd- beziehungsweise Südosteuropa, aber auch in Finnland, die Sterblichkeit am niedrigsten ist. Weltweit sind die höchsten Erkrankungs- und Sterberaten an Lungenkrebs in Nordamerika, Europa und Ostasien zu verzeichnen, die niedrigsten in einigen Regionen Afrika" (Barnes et al., 2016, 34).

Die weltweiten regionalen Unterschiede werden vor allem dem Rauchverhalten bzw. dem Tabakkonsum zugeschrieben (Barnes et al., 2016).

Seit Beginn der Palliativmedizin in den 1980er Jahren in Deutschland, gehört die Beratung und Betreuung von Krebspatienten mit zum täglichen Aufgabenfeld von Pflegenden (Pleschberger, 2007). Auch wenn sich die Therapiemöglichkeiten und die Prognosen in den letzten Jahren für viele Tumorerkrankungen deutlich verbessert haben, so leben prognostisch laut der Gesundheitsberichterstattung im Jahr 2020 allein durch Neuerkrankungen ca. 500.000 Menschen mit der Diagnose Lungenkrebs (Barnes et al., 2016). Dies macht sie zu einer der größten Gruppen von chronisch Kranken. Obwohl die Palliative Care mittlerweile ein Konzept für viele tödlich verlaufende Erkrankungen ist, zeigte eine Studie von Temel et al. (2010), dass Menschen mit Lungenkrebs etwa drei Monate länger überlebten und eine höhere Lebensqualität aufwiesen, wenn sie direkt ab der Diagnosestellung palliativ mitbetreut wurden (Temel et al., 2010). Die Wichtigkeit einer ganzheitlichen Versorgung, wie dies im Palliativbereich üblich ist, wird durch solche Studien unterstrichen. Im folgenden Abschnitt wird das Konzept der Ganzheitlichkeit im Kontext der Palliative Care näher dargestellt.

2. Das Konzept der Ganzheitlichkeit im Kontext der Palliative Care

Nicht nur von seiner Entwicklung, sondern ebenso von seinem Forschungsstand her, ist die Palliative Care, im Vergleich zu anderen medizinischen und pflegerischen Gebieten, ein noch sehr junger Bereich. Da die Palliativversorgung ihren Ursprung in der Versorgung von Krebs-patientInnen hatte, wird Krebs und Palliative Care bis heute oft noch gleichgesetzt (Wyatt, 2014). Wie im vorherigen Kapitel bereits aufgezeigt, erkrankt mehr als jeder dritte Mensch einmal im Leben an einer Tumorerkrankung. Auf Grund der deutlich verbesserten Überlebens-raten sind deshalb Tumorerkrankungen mittlerweile eine der häufigsten chronischen Erkran-kungen geworden (Wyatt, 2014). Als einer der wichtigsten Konzepte im Bereich der palliativen Pflege, gerade in Bezug auf die Lebensqualität, ist der Ganzheitliche Ansatz zu benennen.

Die Ganzheitlichkeit (Holismus) ist ein Konzept mit einer wesentlich längeren Geschichte wie die der Konzepte zur Versorgung von chronisch kranken Menschen. Auch und gerade deswe-gen fließt der Ansatz der Ganzheitlichkeit in viele Betreuungsansätze und Versorgungskon-zepte mit ein. Der Begriff „Holismus" wurde von südafrikanischen Philosophen Smuts im Jahr 1926 das erste Mal benutzt (Ham-Ying, 1993 in Baldwin & Greenwood, 2014). Es leitet sich aus dem griechischen Wort „holos", welches „ganz" bedeutet ab (Duden online, 2020). Im Kontext der Gesundheitsversorgung bedeutet Ganzheitlichkeit, dass die „ganze" Person, mit allen ihren Bedürfnissen, Ängsten und Sorgen, sowie auch ihre Zugehörigen mit in die Planung und Durchführung der Versorgung eingezogen werden (Baldwin & Greenwood, 2014). Die De-finition von Ganzheitlichkeit umfasst somit zahlreiche Aspekte des Menschen und z.B. nicht nur die körperlichen Symptome. Gemeint sind damit u.a. psychische, spirituelle, kulturelle und emotionale Dimensionen. Cicely Saunders, eine der Pionierinnen der Hospiz- und Palliativbe-wegung, ließ dieses Konzept der Ganzheitlichkeit auch in ihrem oft zitierten Konzept des „Total Pain", also des allumfassenden Schmerzen mit einfließen (Pleschberger, 2007). Wie in der Abbildung zu sehen, setzte sie diese Dimensionen in Bezug auf das Thema Schmerz, eines der Hauptsymptome im Bereich der Palliativversorgung.

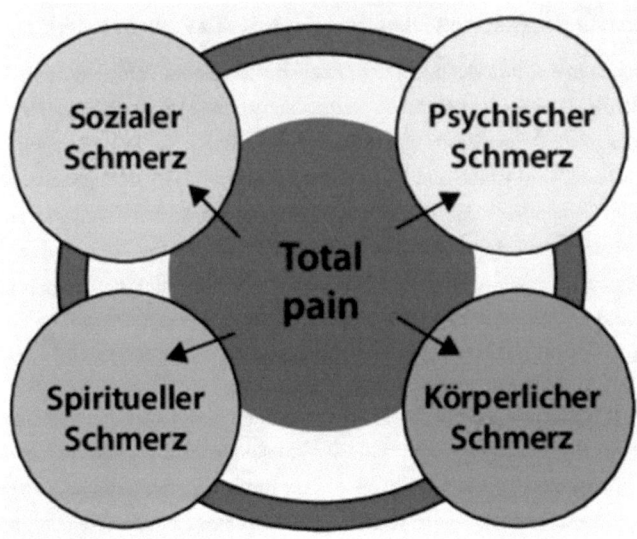

1 Modell des Total Pain (nach Knipping, 2007)

Aber nicht nur im Rahmen der Schmerztherapie findet das Konzept der Ganzheitlichkeit Einzug in die palliative Versorgung. Laut dem National Institute for Health and Clinical Excellence (NICE) (2004), gehört die Ganzheitlichkeit *„zu den Grundprinzipien der Palliativen Versorgung"* (NICE, 2004, 20). Basierend auf der philosophischen Sichtweise des Konzeptes, umfasst es die körperlichen, psychischen, spirituellen und sozialen Aspekte des Menschen. Buckley (2002) betont dabei aber auch die Wichtigkeit der Nutzung von Ressourcen des Menschen. Der holistische Betreuungsansatz (engl.: total care approach) gilt dem ganzen Menschen und nicht nur der Summe seiner Leiden (Baldwin & Greenwood, 2014). Um allerdings eine palliative Versorgung leisten zu können muss auch die Fachperson in der Lage sein „Ganzheitlich" an die Person und ihre Familie herantreten zu können, als auch sich selbst und die eigene Gesundheit im Blick behalten (Baldwin & Greenwood, 2014). Für die 1983 gegründete British Holistic Medical Association (BHMA) beruht das Konzept deshalb auf vier Prinzipien:

1. *„Der Mensch und sein Umfeld werden als Ganzheit wahrgenommen.*
2. *Es besteht die Bereitschaft, die ganze Bandbreite herkömmlicher und komplementärer Interventionen einzusetzen.*
3. *Betroffene werden ermuntert, Selbstverantwortung zu übernehmen.*
4. *Die Fachperson weiß um die Bedeutung der eigenen Gesundheit"* (BHMA 2009, in Baldwin & Greenwood, 2014, 87).

Darüber hinaus ist eine ganzheitliche Versorgung laut Ham-Ying (1993) nur möglich, wenn *„die Fachperson über die erforderlichen Kenntnisse und Fertigkeiten verfügt, die richtige innere*

Einstellung hat und auf Ressourcen zurückgreifen kann" (Ham-Ying, 1993, in Baldwin & Greenwood, 2014, 87). Das Konzept der Ganzheitlichkeit findet in verschiedene Konzepte der Versorgung von chronisch kranken Menschen immer wieder Eingang, wie u.a. im interaktionstheoretischen Konzept (Corbin, Hildenbrand & Schaffer, 2009; Lohring und Holman, 2003) oder im Trajekt Modell von Corbin und Strauss (2010).

Im Rahmen der palliativen Versorgung werden sowohl Bedürfnisse von onkologischen PatientInnen, als auch von anderen palliativ Erkrankten benannt, welche vor allem mit der letzten Lebensphase zu tun haben. Dies sind neben der Behandlung von Symptomen, welche durch die Erkrankung hervorgerufen werden (u.a. Luftnot, Schmerzen oder Übelkeit), im Rahmen der Ganzheitlichkeit, auch das Bedürfnis nach einer einfühlsamen Kommunikation, Sicherheit, Wertschätzung, Sinnsuchen und Sinnfinden, uvm. (Schwermann, 2009). Dabei orientiert sich die Palliative Care am Patienten und seinen Angehörigen/Zugehörigen. Die Patientenorientierung, Angehörigenorientierung, Multiprofessionalität, Orientierung an Würde, Autonomie und Lebensqualität stehen dabei im Mittelpunkt der Versorgung (Pleschberger, 2014). Auf drei dieser Bedarfe im Kontext einer Ganzheitlichen Palliativen Versorgung soll im nächsten Kapitel eingegangen werden. Ebenso wird im folgenden Abschnitt die pflegerische Tätigkeit in diesem Kotext beschrieben.

3. Bedarfe von PatientInnen mit Lungen Karzinom und Konsequenz für die Pflege

Krebserkrankungen sind, auf Grund ihrer Zunahme und den je nach Tumorart teilweise chronischen Verlaufsformen, zu einem wichtigen gesundheitspolitischen Thema geworden (WHO, 2016). Früher war die Diagnose „Krebs" oft gleichbedeutend mit Tod und Sterben. Dieser Aspekt hat sich auf Grund medizinischer Weiterentwicklungen verändert (Wyatt, 2014). Entsprechend haben sich die Bedürfnisse und Bedarfe für Menschen mit z.B. Lungenkarzinomen gewandelt. Wo früher das Symptommanagement und die Auseinandersetzung mit dem Thema Tod und Sterben im Vordergrund standen, steht heute die langfristige Begleitung des/der Erkrankten im Fokus der Behandlung. Unter dem obersten Ziel, eine bestmögliche Lebensqualität zu gewährleisten, sind die Aufgaben der Patienten- und Angehörigenedukation, des Case Managements und die Hilfe zur Selbsthilfe heute tägliche Aufgaben in der Versorgung von onkologischen PatientInnen. Mit dem Fokus auf die Lebensqualität von ihnen, sind physische, psychische und soziale Dimensionen zu berücksichtigen. Dabei treten vor allem die psychosozialen Aspekte – wie auch im Kapitel 4 innerhalb der zweiten Studie beschrieben, immer wieder in den Vordergrund. Subjektive Bewältigungs- und Anpassungsanforderungen, wie sie bereits von Schaeffer und Moers (2014) im Kontext des Verlaufes von chronischen Krankheiten beschrieben wurden, finden sich auch im Krankheitsverlauf von onkologischen PatientInnen wieder (Schaeffer & Moers, 2014). Die *„Irritation des Selbst und der Biografie"*, das *„Leben* mit der Unsicherheit", die „Unberechenbarkeit des Krankheitsgeschehens", die „Störung des Alltagslebens", sowie die „Veränderung des Familienlebens" sind nur einige Einflussfaktoren, welche sich auf das psychosoziale Erleben der Krankheit auswirken (Schaeffer & Moers, 2014, 332 ff.). Aufgaben für Pflegende umfassen deshalb neben dem Symptommanagement im Rahmen von der Erfassung, Begleitung und Therapie von etwa Übelkeit, Schmerzen oder Luftnot, auch die Unterstützung des Patienten/ der Patientin, der Familie und des Umfelds durch Edukation. Ebenso wichtig ist das Case Management innerhalb der Versorgung geworden. Gerade im ambulanten Sektor, mit den teilweise unübersichtlichen Angeboten an Dienstleistungen, sollte der Patient/ die Patientin und sein/ ihr Umfeld durch eine Planung von Case Managern, entlastet werden. Neben all diesen Aufgaben sind die Erfassung und Ermöglichung von Lebensqualität ein Hauptziel in der palliativen Versorgung.

Innerhalb der Palliative Care werden Assessmentinstrumente im Sinne der WHO (2002) dazu verwendet, eine bestmögliche Einflussnahme auf die Lebensqualität des/der Betroffenen, nehmen zu können (Knipping, 2007). Es geht „um eine pflegerische Einschätzung einer Patienten- und Familiensituation" (Knipping, 2007, S. 106). Im Unterschied zu den medizinischen Assessments, soll das pflegerische aus einer direkten, individuellen Beziehung zu den Patienten und ihren Angehörigen erfasst werden (Knipping, 2007). Assessments werden im Rahmen der palliativen Versorgung oft diskutiert, zum einen bezüglich des Zeitpunktes und der Häufigkeit, zum anderen in Bezug auf den Nutzen, bei einer sich ggf. stündlich ändernden Situation des Patienten/ der Patientin. In sogenannten spezialisierten ambulanten palliativen Teams (SAPV), wird dieser Aspekt der Erhebung von Assessments oft umgangen, indem eine Bezugspflegeperson die gesamte Versorgung übernimmt und diese bei Bedarf jederzeit anpasst. Lediglich körperliche Symptome werden häufig im Rahmen von Assessments erhoben. Auch die WHO (2002) stellte fest, dass die Verwendung von Assessments im Bereich der Palliative Care häufig von jeweiligen Gesundheitssystem, der Organisation und den Fachkräften selbst abhängt (WHO, 2002 in Knipping 2007). Insgesamt lässt ich auch in Bezug auf die Pflegediagnostik im Bereich der Palliative Care festhalten, dass diese sehr individuell von den Organisationen, deren Entwicklung und den dort tätigen Fachpersonen abhängig ist. Es lässt sich feststellen, dass es innerhalb der palliativen Versorgung an pflegerischen Forschungen und Studien aus der Praxis heraus, fehlt, bzw. diese bis heute nur in sehr geringer Zahl erscheinen. Hier gäbe es einen großen Forschungsbedarf und ein breites Aufgabenfeld für Advanced Nursing Practitioners.

Im nächsten Kapitel sollen zwei Studien im Kontext der palliativen und der onkologischen Versorgung vorgestellt werden. Dabei wurden bewusst zwei Perspektiven gewählt, zum einen in der ersten Studie die Perspektive von pflegenden Angehörigen im ambulanten Setting und zum anderen die Einführung eines Assessments für onkologische PatientInnen im stationären Setting.

4. Studien in Bezug auf das Leben mit einer lebenslimitierenden chronischen Erkrankung

Qualitative Längsschnitt Studien existieren bisher im deutschsprachigen Forschungsbereich zum Thema Palliative Care so gut wie keine (Kreyer & Pleschberger, 2017). Dabei würden sie gerade im Bereich der Forschung zum Thema „chronisch krank" eine zentrale Rolle einnehmen können (Kreyer & Pleschberger, 2017). Neben zahlreichen ethischen Barrieren zeigen sich auch Hürden in Bezug auf den schwer abzuschätzenden Zeitraum für Studien und die Unberechenbarkeit von palliativen Krankheitsverläufen (Kreyer & Pleschberger, 2017). Als ein deshalb besonderes wissenschaftliches Projekt in der häuslichen Palliativversorgung, soll hier die qualitative Längsschnittstudie von Kreyer (2016) vorgestellt werden. Diese beschäftigte sich mit den „Handlungs- und Bewältigungsstrategien Angehöriger in der häuslichen Palliativversorgung" (Kreyer, 2016). Innerhalb dieses Dissertationsprojektes wurden im Rahmen einer Längsschnittstudie von 2013 – 2015 Interviews mit erwachsenen Angehörigen von Palliativpatient_innen im häuslichen Umfeld durchgeführt. Das Ziel war es zu verstehen, wie Angehörige eine palliative Situation zu Hause erleben und welche Strategie ihrerseits genutzt werden, um diese zu bewältigen (Kreyer & Pleschberger, 2017). Der Zugang zum Feld erfolgte über spezialisierte ambulante Palliativteams (Kreyer & Pleschberger, 2017). Die Angehörigen wurden im Verlauf der Forschung mindestens zweimal interviewt, einmal als ein Erstinterview und einige Wochen nach dem Versterben des Patienten/ der Patientin im Rahmen eines Abschlussinterviews. Zum Teil wurden auch (je nach Zeitspanne) Folgeinterviews nach dem Erstinterview durchgeführt (Kreyer & Pleschberger, 2017). Insgesamt entstand so Forschungsmaterial aus 29 Interviews (jeweils 32-84 Minuten) und einem begleitenden Forschungstagebuch. Eine Analyse des schriftlichen Materials erfolgte an Hand der fallrekonstruktiven Familienforschung nach Hildenbrand (2005) (Kreyer & Pleschberger, 2017). An Hand dieser Ergebnisse wurde ein Phasenmodell für die häusliche Palliativversorgung aus der Perspektive von Angehörigen entwickelt, welches sechs *zeitlich und dynamisch unterscheidbare Phasen"* beschreibt (Kreyer & Pleschberger, 2017, 211).

Nach dieser Studie, welche den ambulanten Sektor und die Perspektive der Angehörigen untersuchte, soll im folgenden eine andere Forschung aus dem stationären Bereich vorgestellt werden, welche sich mit den psychosozialen Bedürfnissen von onkologischen PatientInnen befasst.

Onkologische PatientInnen werden im Verlauf ihrer Erkrankung mit vielen, teilweise unerwünschten Erfahrungen, konfrontiert. Daraus entstehen verschiedene im Kapitel 3 bereits dargestellte Bedarfe und Bedürfnisse. Studien haben belegt, dass etwa 20-40% aller onkologischer PatientInnen psychische Belastungen aufweisen, welche sich im Verlauf zu psychischen Erkrankungen oder Krisen ausweiten können (u.a. Gao et al., 2010). Durch eine Begleitung dieser Belastungen, durch etwa Informationsgespräche oder Beratungen, könnten laut einer Studie von Feldstain et al. (2014) bis zu 40 % der PatientInnen profitieren. Zu späte Behandlungen solcher Belastungen können sich negativ auf die Chronifizierung und die Lebensqualität der Betroffenen auswirken (Götz et al., 2017). Die Einschätzung solcher psychosozialer Belastungen durch Dritte, wie etwa dem Gesundheitspersonal, stimmen zu einem nur sehr geringen Teil mit den Selbsteinschätzungen der Betroffenen überein (Söllner et al., 2001). Daher begleiteten Götz et al. in einem Praxisentwicklungsprojekt die Einführung des Belastungsthermometers (BT) („Distress Thermometer") auf einer onkologischen Station. Das BT als Screening Instrument, soll die psychosozialen Bedarfe der Betroffenen erheben und dadurch frühzeitig den Interventionsbedarf anzeigen (Götz et al., 2017). In einer Literaturanalyse vorab wurde das BT durch mehrere Studien (über 50) als „einfaches" und „effektives" Instrument belegt, welches sich gut in die Praxis implementieren lässt (Götz et al, 2017). Für das Praxisprojekt wurde eine radioonkologische Station mit 24 Betten gewählt, da dort täglich PatientInnen in verschiedenen Stadien einer Tumorerkrankung therapiert werden (Götz et al., 2017). Das Ziel bestand neben der Implementierung des Screening Instrumentes, in der Erarbeitung einer Arbeitsanweisung und einem Schulungsprogramm. Für das Vorgehen wurde ein partizipativer Aktionsforschungsansatz gewählt und in den Jahren 2011 bis 2013 umgesetzt (Götz et al., 2017). Die Aktionsforschung bezieht sich dabei nicht nur auf wissenschaftliche Erkenntnisse (externe Evidenz), sondern berücksichtigt auch die Expertise der Fachpersonen vor Ort (interne Evidenz) (Götz et al, 2017). Die Projektgruppe bestand dabei aus vier Pflegefachpersonen mit Berufserfahrung im onkologischen Setting. Unterstützt wurde die Forschung durch eine Steuerungsgruppe (Psychoonkologen, Pflegeexperten und Pflegedienstleitung) und durch wissenschaftliche Mitautoren. Neben einer Dokumentenanalyse der Patientendokumentationen, in der psychosoziale Belastungen identifiziert wurden, erfolgten auch Gruppeninterviews (3) mit Pflegefachpersonen. Nach der Einführung des BTs wurden über einen Fragebogen die Pflegenden nach 3 Monaten und nach 18 Monaten über den Nutzen befragt. An Hand der Ergebnisse konnte dargestellt werden, dass die häufigsten psychosozialen Phänomene von onkologischen PatientInnen, Ängste, Sorgen und Traurigkeit umfassen (Götz et al., 2017). Insgesamt wurde das Instrument gut angenommen und die Dokumentation von psychosozialen Belastungen stieg an. So wurde es durch das BT einfacher für das Gesundheitspersonal in psychosoziale Gesprächsthemen einzusteigen und dementsprechend stieg die Zahl der psychoonkologisch betreuten PatientInnen an (Götz et al., 2017).

Wie diese beiden Studien und die vorherigen Kapitel aufzeigen, sind die Aufgaben für Gesundheitsprofessionen im Bereich der Versorgung von (palliativen) onkologischen PatientInnen mit u.a. Lungenkarzinom vielfältig und sehr anspruchsvoll. Innerhalb der Diskussion soll deshalb auf die Qualifikation von Personen eingegangen werden, welche in die Versorgung dieser PatientInnen involviert ist und oder in Zukunft sein sollte.

5. Ausblick und Diskussion

Obwohl längst nicht alle Menschen mit der Diagnose Krebs auch palliativ betreut werden müssen, brauchen in Gesundheitsberufen tätige Fachleute in den verschiedenen Settings der Grund- und Spezialversorgung spezifische Kenntnisse (Wyatt, 2014). Diese werden benötigt, um Probleme frühzeitig zu erkennen und Interventionen zu planen können. Somit sollen mögliche Symptome oder Beeinträchtigungen möglichst geringgehalten und die Lebensqualität gefördert werden. Dafür benötigt es neben **Fachwissen** zur Erkrankung und den daraus möglichen resultierenden Symptomen einer fortgeschrittenen Tumorerkrankung, auch das Wissen über Therapie- und Interventionsmöglichkeiten (Wyatt, 2014). Zum Fachwissen gehört aber auch das Wissen über theoretisch und empirisch fundierte Konzepte zur Versorgung chronisch Kranker (Schaeffer & Moers, 2014). Ebenso braucht es im Bereich der Palliative Care eine hohe **kommunikative Kompetenz** der Pflegefachpersonen und das Wissen um die psychischen Auswirkungen von Krebsdiagnosen und den teilweise langjährigen Krankheitsverläufen. Laut Olbrich (2010) benötigen Pflegekräfte ein *ganzheitliches Handlungspotential* (Olbrich, 2010, 132). Dieses umfasst pflegerisches Handeln auf kognitiver, emotionaler und aktionaler Grundlage (Olbrich, 2010) und bedeutet, dass es neben den bereits benannten fachlichen und kommunikativen Kompetenzen, auch eine gewisse **Selbstkompetenz** bedarf, so wie gerade im palliativen Versorgungssetting einer hohen **ethischen Reflexionskompetenz**. Ein erweitertes Selbst – und Aufgabenverständnis wird auch von Schaeffer & Moers 2014 beschrieben. Case Management, langfristige Strategien, Angehörige als Ressource, Versorgungslücken (Schaeffer & Moers, 2014). Aitke (2012) umschreibt diese vielen Rollen von Pflegenden im Rahmen einer palliativen Versorgung mit *„klinischer Experte/ Expertin"*, *„ForscherIn"*, *„BeraterIn"* und *„PädagogIn"* (Aitken, 2012, 42 ff.). An Hand dieser Ausführungen und den im Kapitel 2 und 3 bereits beschriebenen Aufgabenfeldern, sollte klar werden, dass eine einfache Primärqualifikation im Bereich der Gesundheits- und Krankenpflege für die speziellen Bedarfe von onkologischen PatientInnen im palliativen Setting als unzureichend erscheint. Generell gilt im Rahmen eines ganzheitlichen Versorgungskonzeptes, dass die Betreuung und Behandlung des Betroffenen durch ein multiprofessionelles Team, mindestens bestehend aus MedizinerInnen, Pflegenden, PsychologInnen und PhysiotherapeutInnen, stattfinden soll. Die Qualifikation der ÄrztInnen, sowie der Pflegenden sollte dabei neben der primären Qualifizierung, ebenso eine Fachweiterbildung im Bereich der Palliative Care, umfassen. Im Bereich der Psychotherapie und Physiotherapie existieren ebenfalls Weiterbildungen oder Zusatzqualifikationen im Bereich der Palliativversorgung, diese sind aber leider noch eher selten und zudem relativ kostenintensiv. In Deutschland existieren neben der palliativen Versorgung im stationären und ambulanten Setting, auch Spezialversorgungen im Rahmen von Konsiliardiensten und spezialisierten ambulanten palliativen Diensten (SAPV) (Müller-Busch, 2007). Lediglich für den Bereich der SAPV existieren in Deutschland insofern Vorgaben, als dass bestimmte Qualifikationen für die Arbeit innerhalb eines SAPV Teams bei den Krankenkassen nachgewiesen werden müssen, um als Team Leistungen abrechnen zu dürfen. Dazu zählen neben der primären Grundausbildung als Mediziner/in oder Pflegefachkraft, ebenso eine Weiterbildung von mindestens 160 Stunden im Bereich der Palliative Care, sowie eine Berufserfahrung im palliativ oder hospizlichen Bereich von mindestens 2 Jahren (SAPV Rahmenverträge; Müller-Busch, 2007). Aus der praktischen Erfahrung heraus sind diese „Mindestanforderung" für ÄrztInnen und Pflegende angebracht und wenn man sich das breite Aufgabenspektrum (Case Management, Therapie, Beratung, Begleitung, Symptommanagement), vor dem Hintergrund einer hohen Eigenverantwortung, ansieht, auch mehr als benötigt. Der Einsatz von PflegeexpertInnen mit akademischen Hintergrund wäre aus Sicht der Studentin für den Bereich der spezialisierten Versorgungsformen zu empfehlen. Neben den hohen fachlichen und persönlichen Anforderungen existieren für den Bereich der Palliative Care im Rahmen der Versorgungsforschung noch viele Lücken. Diese könnten durch akademisch qualifizierte PflegeexpertInnen bearbeitet werden. In der SAPV übernehmen Pflegekräfte bereits jetzt schon ähnliche, wenn nicht gar Gleiche Aufgaben, wie die dort tätigen ÄrztInnen. In einer amerikanischen Studie begleitete man chronisch Kranke. Die einen wurden durch einen Mediziner betreut, der andere Teil durch ANPS, nach 6 Monaten und nach einem Jahr konnte man bei den etwa 1300 PatientInnen keinen Unterschied im Gesundheitszustand feststellen (vgl. Dennison et al. 2007, in Sullivan-Marx, 2010). Würde man solche Untersuchungen im Bereich der SAPV durchführen, würde man wahrscheinlich an ähnliche Ergebnisse in Bezug auf die Versorgungsqualität gelangen. Deshalb ist die spezialisierte ambulante Versorgung und die Konsiliartätigkeit innerhalb der Klinik, aus Sicht der Studentin ein originäres Aufgabenfeld für zukünftige Advanced Nursing Practitioner.

Literatur

Aitken, A. M. (2012). Gemeindenahe Palliative Care. Die Rolle der Pflegeexpertin in der ambulanten Palliative Care. Bern: Hans Huber Verlag.

Baldwin, M. A. & Greenwood, J. (2014). Ganzheitlichkeit. In: M. A. Baldwin & Woodhouse, J. (Hrsg.). Palliative-Care-Konzepte. Grundbegriffe der Palliative Care begreifen. Bern: Verlag Hans Huber. S.84-90

Barnes, B., Kraywinkel, K., Nowossadeck, E., Schönfeld, I, Starker, A., Wienecke, A. & Wolf, U. (2016). Bericht zum Krebsgeschehen in Deutschland. In: Robert-Koch-Institut. Gesundheitsberichterstattung. Verfügbar unter: https://e-doc.rki.de/bitstream/handle/176904/3264/28oaKVmif0wDk.pdf?sequence=1&isAllowed=y. Zugriff am 20.4.2020. DOI: 10.17886/rkipubl-2016-014

BHMA (2009). BHMA core values. Verfügbar unter: www.bhma.org. Zugriff am 22.4.2020.

Buckely, J. (2002). Holism and a health-promoting approach to palliative care. *International journal of Palliative Nursing, 8(10).* S. 505-508.

Corbin, J., Hildenbrand, B., Schaeffer, D. (2009). Das Trajektkonzept. In: Schaeffer, D. (???). Bewältigung chronischer Krankheiten im Lebenslauf. Bern: Huber, 55-74.

Corbin, J.M. & Strauss, A. (2010). Weiterleben lernen. Chronisch Kranke in der Familie. Piper Verlag: München

De Geest, S., Moons, P., Callens, B., Gut, C., Lindpaintner, L. & Spirig, R. (2008). Introducing advanced practice nurses/nurse practitioners in health care systems: a framework for reflection and analysis. Swiss Medical Weekly 138, Nr. 43-44, S. 621-628

Duden Online. Verfügbar unter: https://www.duden.de/rechtschreibung/Holismus. Zugriff am: 17.4.2020.

Feldstain, A., Tomei, C., Bèlanger, M. & Lebel, S. (2014). Screening for distress in patients with cancer:methodologic considerations. *Current oncology, 21(2),* S. 330-333.

Gao, W., Bennett, M., Stark, D., Murray, S. & Higginson, I.J. (2010). Psychological distress in cancer from survivorship to end of life care: prevalence, associated factors and clinical implications. *European Journal of Cancer, 46(11),* S. 2036-2044.

Götz, A., Kröner, A., Staudacher, D. & Spirig, R. (2017). Einführung des Belastungsthermometers auf einer onkologischen Station. In: *Pflege, 30(5),* S. 289-297.

Ham-Ying, S. (1993). Analysis oft he concept holism within the context of nursing. *British Journal of Nursing, 2(15)*. S. 771-775.

Hildenbrand, B. (2005). Fallrekonstruktive Familienforschung: Anleitung für die Praxis (2. Aufl.). Wiesbaden: VS Verlag für Sozialwissenschaften.

Knipping, C. (2007). Reflexion zum Assessment in der Palliative Care. In: Knipping, C. (Hrsg.). Lehrbuch Palliative Care. 2., durchgesehene und korrigierte Auflage. Bern: Hans Huber Verlag. S. 102-116.

Kreyer, Ch. (2016). *Handlungs- und Bewältigungsstrategien Angehöriger in der häuslichen Palliativversorgung* (Dissertation). UMIT – Private Universität für Gesundheitswissenschaften, Medizinische Informatik und Technik, Hall in Tirol.

Kreyer, Ch. & Pleschberger, S. (2017). Qualitative Längsschnittstudien im Forschungsfeld Palliative Care. Methodische, ethische und psychosoziale Aspekte. In: *Pflege, 30 (4)*, 209-2017.

Loring, K. R. & Holman, H. (2003). Self-management education: history, definition, outcomes, and mechanisms. Annals of Behavioral Medicine: A Publication of the Society of behavioral Medicine, 26 (1), 1-7.

Müller-Busch. H. Ch. (2007). Palliative Care in der Spezialversorgung. In: Knipping, C. (Hrsg.) (2007). *Lehrbuch Palliative Care*. 2., durchgesehene und korrigierte Auflage. Bern: Hans Huber Verlag. S. 67-72.

Murry, S.A., Kendall, M., Carduff, E., Worth, A., Harris, F.M., Lloyd, A., ...Sheikh, A. (2009). Use of serial qualitative interviews o understand patients` evolving experiences and needs. BMJ, 339, 958-960.

National Institute for Health and Clinical Excellence (NICE) (2004). Improving supportive and Palliative Care for Adults with Cancer. London: NICE.

Olbrich, Ch. (2010). Pflegekompetenz. 2., vollst. Überar. und erw. Auflage. Bern: Hans Huber Verlag.

Pleschberger, S. (2007). Die historische Entwicklung von Hospizarbeit und Palliative Care. In: Knipping, C. (Hrsg.). Lehrbuch Palliative Care. 2., durchgesehene und korrigierte Auflage. Bern: Hans Huber Verlag. S. 24-29.

Pleschberger, S. (2014). Palliative Care und Dementia Care – Gemeinsamkeiten und Unterschiede zweier innovativer Versorgungskonzepte im Lichte der Entwicklung in Deutschland. In: Pflege & Gesellschaft, 19. Jg. 2014, H3., S. 197-208

Robert- Koch- Institut (2014). Gesundheitsberichterstattung. Krebserkrankungen. Verfügbar unter: https://www.rki.de/DE/Content/Gesundheitsmonitoring/Themen/Krebserkrankungen/Krebserkrankungen_node.html;jsessionid=76FAE29619E5C2942D761549648F7ACF.internet072. Zugriff am 17.4.2020.

Schaeffer, D. & Moers, M. (2014). *Bewältigung chronischer Krankheiten – Herausforderungen für die Pflege.* In: Schaeffer, D. & Wingenfeld, K. (Hrsg.). Handbuch Pflegewissenschaft. Studienausgabe. Beltz Juventa: Weinheim und Basel. S.329 – 363.

Schaeffer, D. (2017). Advanced Nursing Practice – Erweiterte Rollen und Aufgaben der Pflege in der Primärversorgung in Ontario/Kanada. In: Pflege & Gesellschaft, 22. Jg, 2017, H1. Beltz Juventa, S. 18-35

Schwermann, M. (2009). Kompetenz in Palliative Care. Haltung-Wissen-Umsetzung. Vincentz Network: Hannover

Temel, J.S., Greer, J.A., Muzikansky, A., Gallagher, E.R., Admane, S., Jackson, V.A. (2010). Early Palliative Care for Patients with Metastatic Non-small-cell lung cancer. *New England Journal of Medicine, 363.* S. 733-742).

WHO – World Health Organisation (2016). *Action Plan for the Prevention and Control of Noncommunicable Diseases in the WHO European Region.* Genf: WHO.

Wyatt, D. (2014). *Palliative Care für Menschen mit einer Krebserkrankung.* In: Baldwin, M.A. & Woodhouse, J. (Hrsg.). Palliative-Care- Konzepte. Grundbegriffe der Palliative Care begreifen. Bern: Hans Huber Verlag. S.189-194.

Zentrum für Krebsregisterdaten des Robert Koch Institutes. Verfügbar unter: https://www.krebsdaten.de/Krebs/DE/Content/Krebsarten/Lungenkrebs/lungenkrebs.html. Zugriff am 17.4.2020.

BEI GRIN MACHT SICH IHR WISSEN BEZAHLT

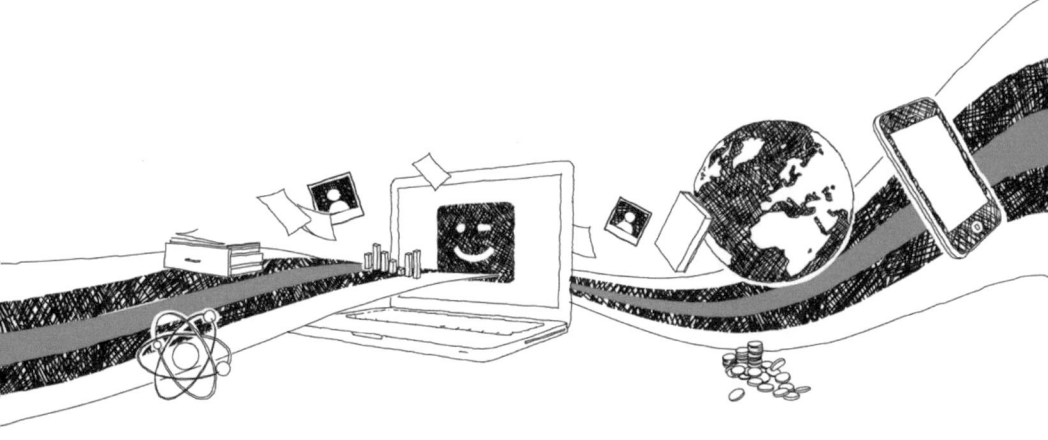

- Wir veröffentlichen Ihre Hausarbeit,
  Bachelor- und Masterarbeit

- Ihr eigenes eBook und Buch -
  weltweit in allen wichtigen Shops

- Verdienen Sie an jedem Verkauf

Jetzt bei www.GRIN.com hochladen
und kostenlos publizieren

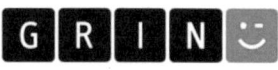